AF385734

Frauenärztliche Taschenbücher

Herausgeber: W. Straube und Th. Römer

Marc Possover

Chirurgische Anatomie des weiblichen Beckens

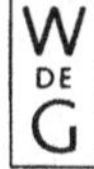

Walter de Gruyter
Berlin · New York 2001

PD Dr. med. habil. M. Possover
Klinikum der Friedrich-Schiller-Universität Jena
Klinik für Frauenheilkunde und Geburtshilfe
Abteilung Frauenheilkunde
Bachstraße 18
07743 Jena

Die Deutsche Bibliothek – CIP-Einheitsaufnahme

Possover, Marc:
Chirurgische Anatomie des weiblichen Beckens / Marc Possover. –
Berlin ; New York : de Gruyter, 2001
   (Frauenärztliche Taschenbücher)
   ISBN 3-11-016996-7

Der Verlag hat für die Wiedergabe aller in diesem Buch enthaltenen Informationen (Programme, Verfahren, Mengen, Dosierungen, Applikationen etc.) mit Autoren und Herausgebern große Mühe darauf verwandt, diese Angaben genau entsprechend dem Wissensstand bei Fertigstellung des Werkes abzudrucken. Trotz sorgfältiger Manuskriptherstellung und Korrektur des Satzes können Fehler nicht ganz ausgeschlossen werden. Autoren bzw. Herausgeber und Verlag übernehmen infolgedessen keine Verantwortung und keine daraus folgende oder sonstige Haftung, die auf irgendeine Art aus der Benutzung der in dem Werk enthaltenen Informationen oder Teilen davon entsteht.

Die Wiedergabe von Gebrauchsnamen, Handelsnamen, Warenbezeichnungen und dergleichen in diesem Buch berechtigt nicht zu der Annahme, daß solche Namen ohne weiteres von jedermann benutzt werden dürfen. Vielmehr handelt es sich häufig um gesetzlich geschützte, eingetragene Warenzeichen, auch wenn sie nicht eigens als solche gekennzeichnet sind.

Satz, Reproduktion, Druck, buchbinderische Verarbeitung: Druckhaus „Thomas Müntzer" GmbH, Bad Langensalza – Umschlagentwurf: Rudolf Hübler, Berlin
Printed in Germany

Geleitwort

Es ist wohl eine Binsenweisheit, daß zu den Grundlagen erfolgreichen Operierens eine subtile Kenntnis der Anatomie gehört. Die tägliche Praxis zeigt jedoch, daß gegen diese Selbstverständlichkeit nur zu häufig verstoßen wird, was manchen operativen Mißerfolg erklärt. In der „schneidenden" Medizin haben Funktion und Reaktionsweise der anatomischen Strukturen eine wesentliche Bedeutung – gewissermaßen eine 4. Dimension der klassischen Anatomie. Hinzu kommt, daß bei endoskopischen Operationen am Bildschirm sowie bei Verwendung von Hilfsmitteln, wie Lupenbrille und OP-Mikroskop, feinste anatomische Strukturen erkennbar werden, die für die postoperative Befindlichkeit eine große Rolle spielen. Herr Privatdozent Dr. med. Marc Possover hat sich im Zuge laparoskopisch assistierter gynäkologisch-onkologischer Eingriffe sehr intensiv mit der chirurgischen Anatomie des weiblichen Beckens befaßt. Er ist ein begnadeter Operateur der jüngeren Generation und bringt als gebürtiger Franzose eine besondere Betrachtungsweise sowie ein spezifisches Naturell ins Spiel, das chirurgische Prozeduren eher zelebrieren als mechanisch abarbeiten läßt. Das vorliegende Bändchen könnte trotz knappster Darstellung dem Verständnis der Anatomie des weiblichen Beckens dienen und überdies die etablierten Operationslehren sinnvoll ergänzen.

Berlin, Greifswald, Köln
im Oktober 2000

Herausgeber und Verlag

Inhalt

1 Einleitung

Die chirurgische topographische Anatomie des weiblichen Beckens ist komplex.

Nicht zuletzt deswegen steht diese anatomische Entität am Ende jedes anatomischen Syllabus.

Für den gynäkologischen Chirurgen ist neben der Topographie auch die funktionelle Anatomie von großer Bedeutung: So weiß er, welche Strukturen für die Blutversorgung lebenswichtiger Funktionen erhalten werden müssen und welche Nervenstrukturen für die Funktion der Hohlorgane und damit die postoperative Lebensqualität geschont werden müssen.

Die Laparoskopie bietet durch die siebenfache Vergrößerung und den Zwang zum bluttrockenen Operieren ein ideales Instrument für das Studium der topographischen Anatomie. Mit dieser Technik können die wichtigsten Strukturen übersichtlich dargestellt werden. In diesem Buch werden Gefäße, Nerven und Lymphknoten in ihrem topographischen und funktionellen Zusammenhang diskutiert.

2 Gefäße

2.1 **Die Aorta abdominalis** (Abbildungen 3–5)

Im Rahmen einer medianen Laparotomie kann die Aorta abdominalis vom Abgang der A. mesenterica superior bis zur Bifurkation darstellt werden. Infrarenal gibt die Bauchschlagader üblicherweise drei Kollateralen ab:

1. Die A. mesenterica inferior, welche zirka 3–4 cm kranial der Bifurkatio aortae (Höhe LWK 2/3) ventral lateral links aus der Aorta abgeht und sich im Mesocolon in die A. colica sinistra (zum Colon descendens) und in die A. rectalis superior (zum distalen Sigma und zum oberen Rektum) aufteilt. Das Gefäß verläuft im Mesosigma über das Promontorium nach kaudal.

   Eine Indikation zur Absetzung der A. mesenterica inferior besteht nur, wenn

   – das Gefäß verletzt wird,

   – ein optimaler Zugang in den linken paraaortalen, retroperitonealen Raum benötigt wird,

   – das Colon descendens mobilisiert werden soll, um eine spannungsfreie kolorektale Anastomose zu erzielen.

   Zuvor sollte der Abgang des Gefäßes abgeklemmt und der Rückfluß aus der Peripherie überprüft werden (Abbildung 1). Dies soll beweisen, daß an der linken Kolonflexur die A. marginalis nach Drummond (Arcus Riolan) intakt ist. Diese Arkade verbindet die A. mesenterica superior mit der A. colica sinistra und im weiteren Verlauf mit der A. rectalis superior. Ist dieser Umgehungskreislauf nicht vorhanden, so würde eine Unterbrechung der A. mesenterica inferior zu einer Ischämie des Colon descendens, Colon sigmoideum und des proximalen Rektums führen.

Die A. marginalis nach Drummond verläuft maximal 1 cm von der Darmwand entfernt. Man kann das Gefäß am günstigsten überprüfen, indem man bei der Resektion des großen Netzes die linke Kolonflexur mobilisiert. Das dem Darmschlauch nahe liegende Gefäß kann möglicherweise palpiert oder bei fettarmem Mesenterium auch gesehen werden.

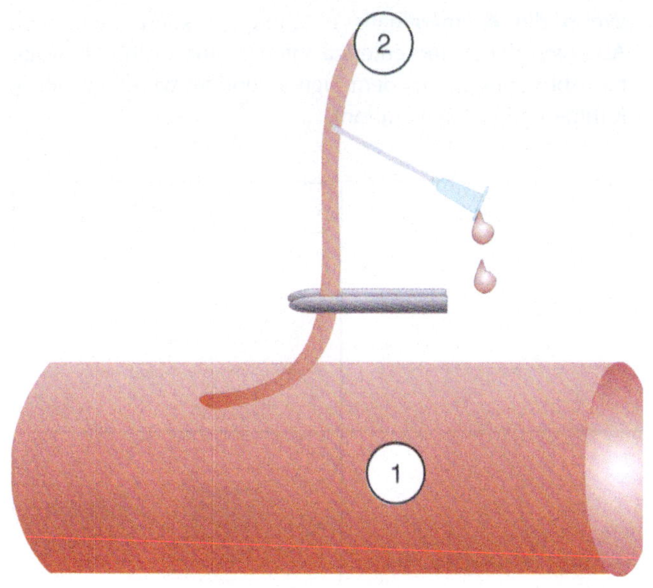

Abb. 1: Möglichkeit zur Prüfung der Integrität des Arcus Riolan mittels zentralem Abklemmen der A. mesenterica inferior und Punktion mit einer feinen Kanüle.

1: Aorta – 2: A. mesenterica inferior

Wenn die A. marginalis erhalten ist, kann auch nach Absetzen der A. mesenterica inferior eine Colon-Neovagina (Abbildung 2) aus dem Sigma gebildet werden (z. B. in Rahmen einer Exenteration).

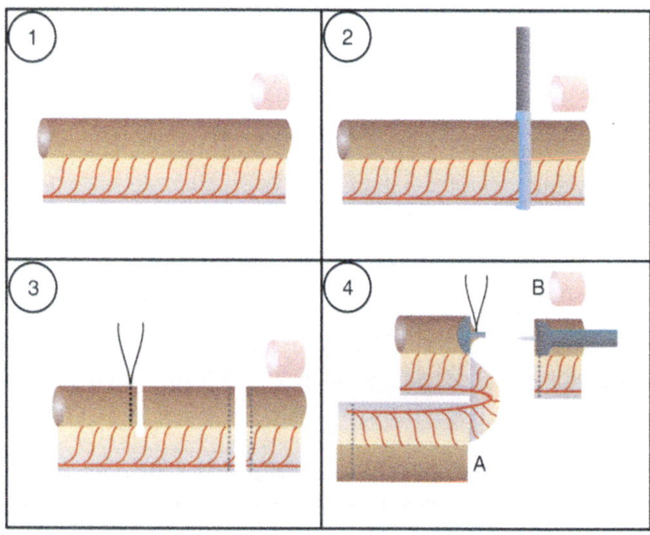

Abb. 2: Schema zur Bildung der Colon-Neovagina

1: Ausgangssituation

2: Distales Absetzen des Darm mit dem Mesosigmoid

3: Durchtrennen des Darmes unter Erhaltung der A. marginalis (proximal)

4: Darmanastomose mittels EEA

2. Die Aa. ovaricae entspringen 1–2 cm kaudal der Kreuzung der V. renalis sinistra aus der Aorta abdominalis. Ihr Verlauf nach kaudal kann sehr variabel sein. Diese beiden Arterien haben ein wesentlich kleineres Kaliber als die A. mesenterica inferior. Da diese Gefäße ebenfalls direkt aus der Aorta abgehen ist deren Perfusiondruck enorm und die Blutungsgefahr erheblich. Eine Blutung aus diesen kleinen Arterien sistiert niemals spontan. Die Lage dieser Gefäße im Verlauf nach kaudal kann sehr variabel sein. Die A. ovarica dextra kann dorsal jedoch öfter ventral der V. cava verlaufen und bildet mit der V. ovarica dextra das rechte Lig. infudibulopelvicum.

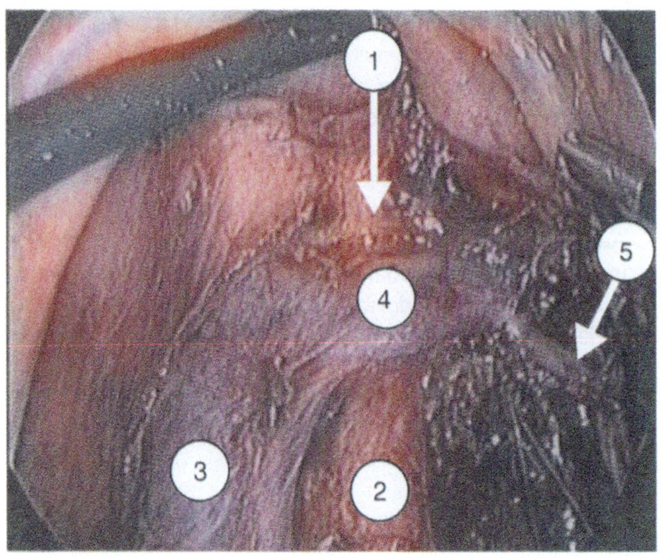

Abb. 3: Äste der Aorta abdominalis

1: A. mesenterica superior – 2: Aorta abdominalis – 3: V. cava inferior – 4: V. renalis sinistra – 5: V. ovarica sinistra

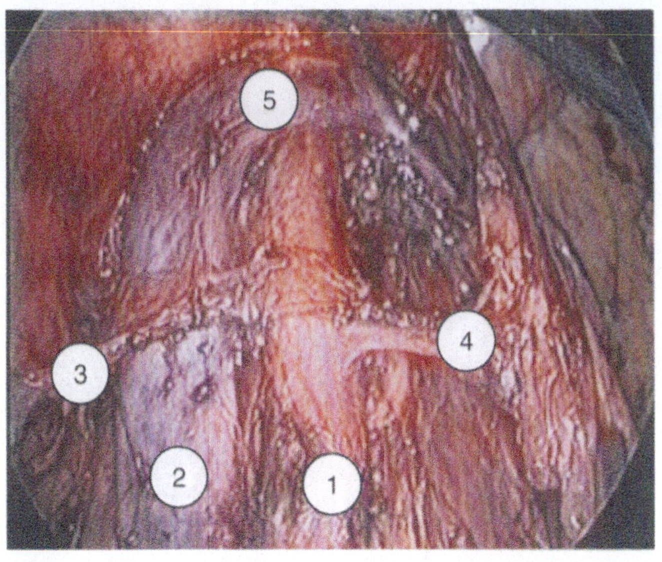

Abb. 4: Äste der Aorta abdominalis

(kaudal Lage der A. ovarica dextra)

1: Aorta – 2: V. cava inferior – 3: A. ovarica dextra – 4: A. mesenterica inferior – 5: V. renalis sinistra

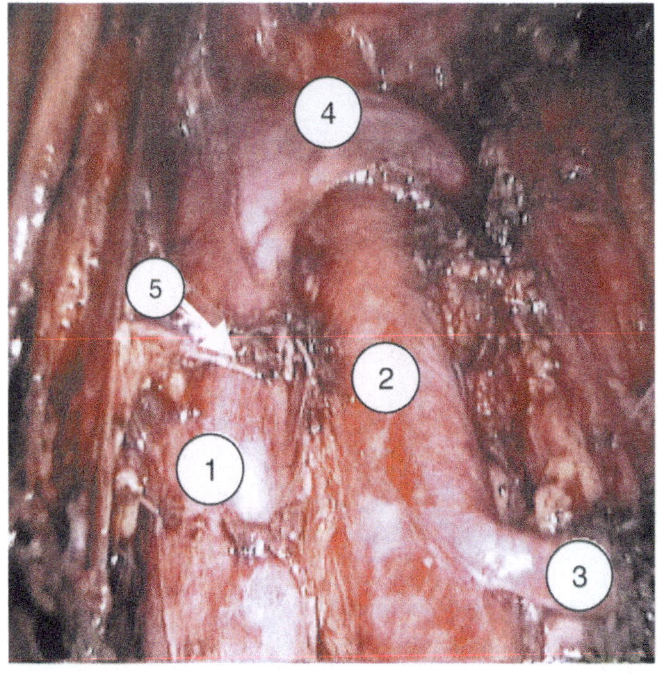

Abb. 5: Äste der Aorta abdominalis (mittlere Lage der A. ovarica dextra)

1: V. cava inferior – 2: Aorta – 3: A. mesenterica inferior – 4: V. renalis sinistra – 5: A. ovarica dextra

2.2 **Die Vena cava inferior** (Abbildungen 8–12)

Im Rahmen der paraaortalen Lymphonodektomie wird die V. cava inferior bis an die Mündungsstelle der Nierenvenen dargestellt. Knapp kaudal davon (1–2 cm) mündet rechts die V. ovarica dextra in die V. cava, während die V. ovarica sinistra in die V. renalis sinistra mündet.

Die rechten Lumbalvenen werden normalerweise von der V. cava inferior verdeckt. Die linken Lumbalvenen überqueren im interaortocavalen Raum die LWS, unterkreuzen die Aorta, um dann, wie auch die Gefäße der rechten Seite, hinter den M. iliopsoas zu verschwinden. Zwischen der Aortenbifurkation und den Nierenvenen gibt es 4 Lumbalvenen, welche untereinander und mit der jeweiligen V. lumbalis ascendens kommunizieren. Die V. lumbalis dextra geht nach kranial im Thorax in die V. azygos über. Die V. lumbalis sinistra wir zur V. hemiazygos.

Bei einer Blutung aus einer lumbalen Vene kann diese koaguliert oder auch unterbunden werden. Zwischen der Wirbelsäule und der M. iliopsoas lassen sich diese Venen im Notfall komprimieren (Abbildung 6).

Merke: Die lumbalen Venen sind jeweils über der LWS und medial des M. iliopsoas zugängig und hier auch verletzbar. Im Falle einer Blutung müssen diese Venen über den M. iliopsoas komprimiert und dann gezielt koaguliert, ggf. ligiert werden.

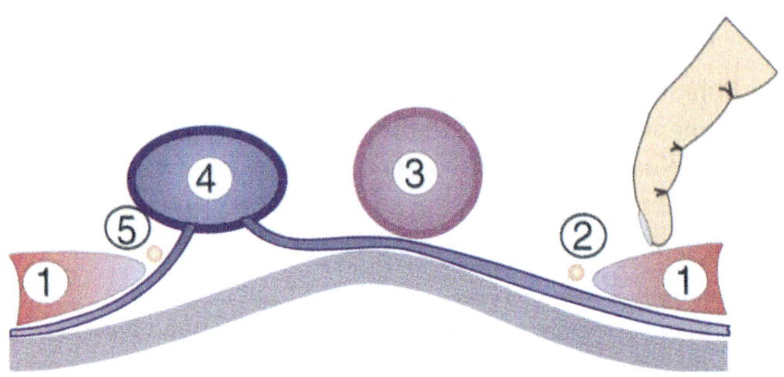

Abb. 6: Kompression einer V. lumbalis

1: M. iliopsoas – 2: Truncus sympathicus sinister – 3: Aorta – 4:
V. cava inf. – 5: Truncus sympathicus dexter

In die V. cava inferior münden kleine Kollateralen: Eine präzise Lokalisation dieser kleinen zuführenden Venen gibt es in keiner anatomischen Beschreibung, da sie chirurgisch bisher nicht von wesentlicher Bedeutung waren. Wir analysierten die Häufigkeit und die Verteilung der Perforansvenen an der Vorderseite der V. cava inferior bei 112 Patientinnen mit paraaortaler Lymphonodektomie anhand von Videoaufzeichnungen. Die Verteilung der Perforansvenen ist in Abbildung 7 dargestellt.

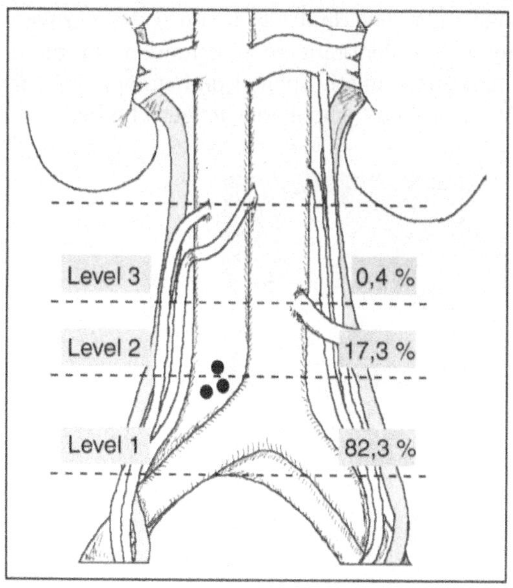

Abb. 7: Anatomische Verteilung der Perforansvenen der VCI

Bei 58% der in unserer Studie untersuchten Patientinnen wurden im Durchschnitt 3 ± 2 Perforansvenen im Level 1 gefunden (Possover et al., 1997f). Gleichzeitig wurden 1,86 ± 1,06
Perforansvenen im Level 2 bei 9,8% der Patientinnen identi-
fiziert. Ist im Level 1 keine Perforansvene vorhanden, dann
findet man diese im Level 2 bei ca. 10% der Patientinnen.
Das anatomische Wissen über die zuführenden Gefäße der V.
cava ist besonders von Vorteil, wenn die Dissektion einer
ganzen Kette, möglicherweise auch verbackener paraaortaler
Lymphknoten, erforderlich ist. Wegen der erschwerten Über-
sicht ist es dann doppelt wichtig die Prädilektionstellen der

erwähnten Venen zu kennen. Im Level 3 wurden bei nur einer von 112 Patientinnen Perforansvenen gefunden. In dieser Region kann man daher relativ schnell und stumpf die Vorderwand der V. cava vom Lymphknotenfettgewebe befreien.

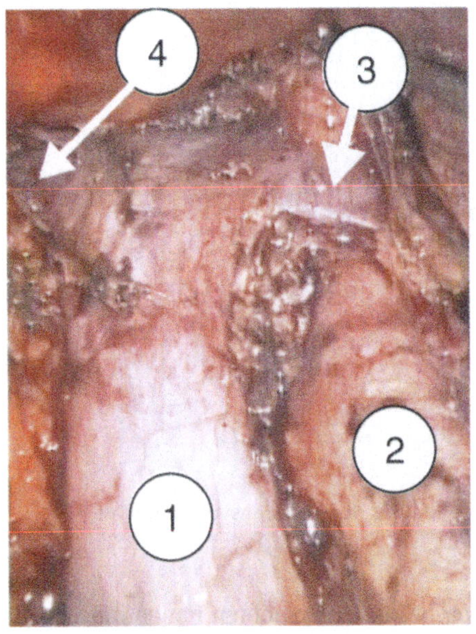

Abb. 8: Seitenäste der VCI (V. cava inferior)

1: V. cava inferior – 2: Aorta – 3: V. renalis sinistra – 4: V. renalis dextra

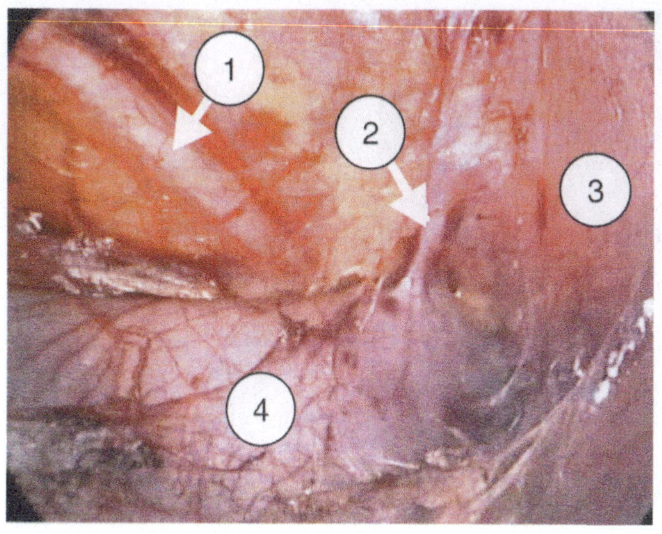

Abb. 9: Die infrarenale VCI

1: Rechter Ureter – 2: V. ovarica dextra – 3: Duodenum – 4: V. cava inferior

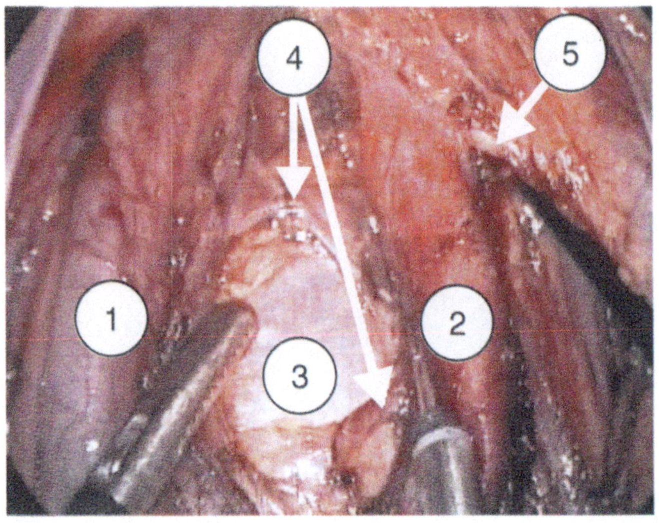

Abb. 10: Die „inframesenteriale" VCI

1: VCI – 2: Aorta – 3: LWS – 4: Vv. lumbales LWK 2 + 3 – 5: A. mesenterica inferior

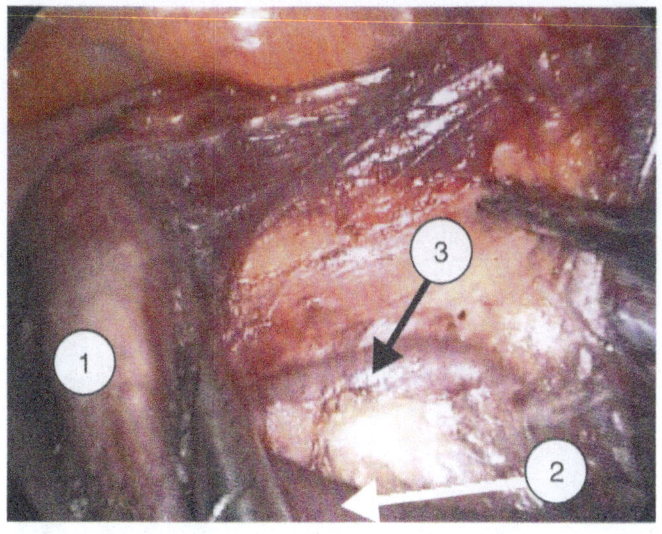

Abb. 11: Die VCI in Höhe der Bifukation

1: Aorta – 2: A. iliaca communis sinistra – 3: V. lumbalis LWK 4

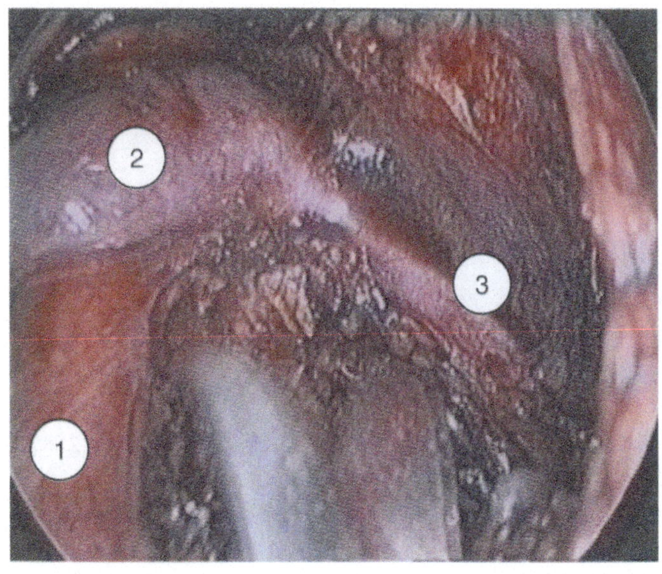

Abb. 12: V. renalis sinistra

1: Aorta – 2: V. renalis sinistra – 3: V. ovarica sinistra

2.3 Die iliakalen Gefäße (Abbildung 13)

Die A. iliaca communis dextra überkreuzt die V. iliaca communis sinistra. Bei erweiterter A. iliaca communis dextra kann diese auf die V. iliaca communis sinistra drücken und Anlaß für eine Thrombose im linken Bein sein (Venensporn).

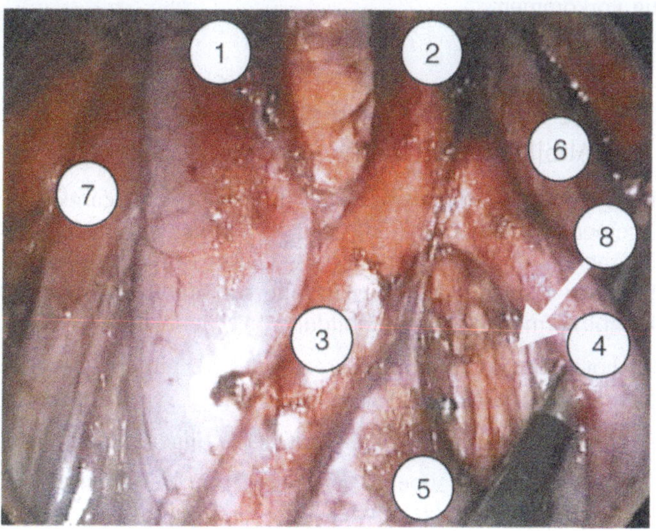

Abb. 13: Die Aortenbifurkation

1: V. cava inferior – 2: Aorta – 3: A. iliaca communis dextra – 4: A. iliaca communis sinistra – 5: V. iliaca communis sinistra – 6: M. iliopsoas sinister – 7: M. iliopsoas dexter – 8: Truncus sympathicus sinister

2.4 Die externen iliakalen Gefäße

Die externen iliakalen Gefäßen sind in der Regel gut einsehbar. In ca 30% der Fälle kann jedoch eine eventuell vorkommende V. obturatoria accessoria quer durch die Fossa obturatoria verlaufen und in die V. iliaca externa münden. Eine solche V. obturatoria accessoria kann ein- oder beidseitig vorkommen.

2.5 Die internen iliakalen Gefäße
(Abbildungen 16–19)

Die A. iliaca interna zweigt nach dorsal der A. iliaca externa in einem Winkel von ca. 30 Grad ab und verläuft medial des Pl. sacralis und des M. piriformis. Dieses Muskel trennt das Foramen ischiadicum majus in eine suprapiriforme und ein infrapiriforme Abteilung (Abbildung 14).

Im Foramen suprapiriforme (kranial des M. piriformis) treten aus dem Becken aus:

- die A. glutea superior direkt aus der A. iliaca interna und

- der N. glutaeus superior aus dem Truncus lumbosacralis und der ersten Sakralwurzel.

Durch das Foramen infrapiriforme verlassen das Becken:

- die A. glutea inferior,

- die A. pudenda interna sowie

- der N. ischiadicus,

- der N. glutaeus inferior und

- der Pl. pudendus bzw. Nv.-pudendue, der aus dem Pl. sacralis kommt.

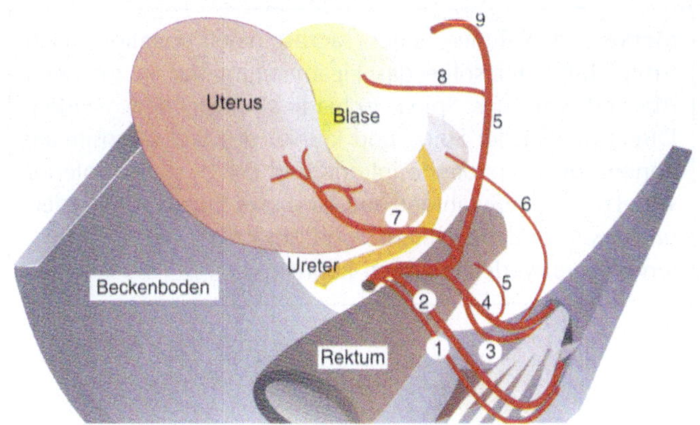

Abb. 14: Kollateralen der A. iliaca interna

1: A. sacralis lateralis – 2: A. glutea superior – 3: A. glutea inferior –
4: A. pudenda interna – 5: A. rectalis media – 6: A. vaginalis – 7: A.
uterina – 8: A. vesicalis superior – 9: A. umbilicalis

Die A. glutea inferior verläuft über den M. piriformis dorsal
der A. pudenda interna und tritt durch das Foramen ischiadicum ein, medial des N. ischiadicus direkt entlang des Lig.
sacrospinale. Lateral des Lig. sacrospinale entspringen aus der
A. glutea inferior die A. coccygea und eine accessorische A.
coccygea, welche dorsal des Lig. sacrospinale verlaufen und
erst ca. 1–2 cm dorsal davon in das Lig. sacrotuberale ein-
treten (Abbildung 15).

> **Merke:** Im Rahmen einer sacrospinalen Fixation nach Amreich-Richter sollte das Ligamemtum nur in sicherem Abstand von der Spina ischiadica umstochen werden: Direkt medial der Spina und kranial des Lig. sacrospinale können die A. pudenda interna und die A. glutea inferior verletzt werden, während kaudal dieses Ligaments wiederum die A. pudenda interna und zusätzlich die coccygealen Arterien verletzt werden können.

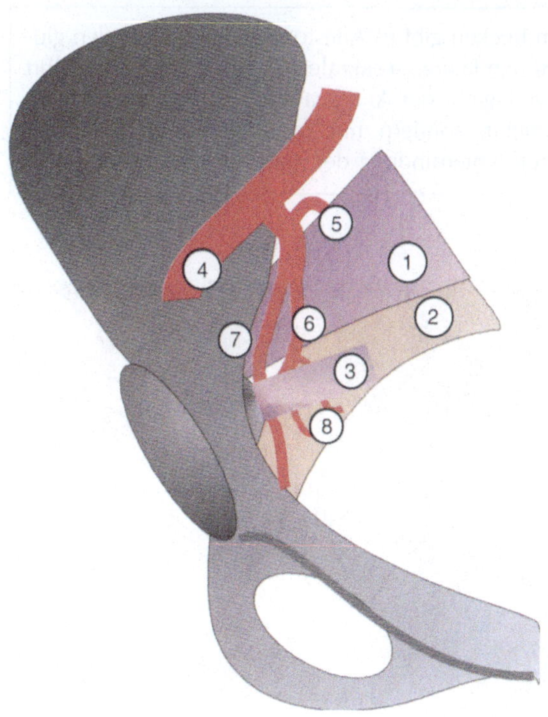

Abb. 15: Kollateralen der A. iliaca interna

1: M. piriformis – 2: Lig. sacrotuberale – 3: Lig. sacrospinale – 4: A. iliaca externa – 5: A. glutea sup. – 6: A. glutea inf. – 7: A. pudenda int. – 8: Coccygeale Arterien

Die A. pudenda interna verläuft ventral des Lig. sacrotuberale und gibt die Aa. rectalis mediales und inferiores ab. Es gibt keine Anastomosen zwischen der A. pudenda interna und der A. glutea inferior.

> **Merke:** Im Becken gibt es Anastomosen zwischen den glutealen und den lateralen sakralen Gefäßen. Im Notfall führt die elektive Ligatur der A. iliaca interna nicht zur sicheren Bluttrockenheit, sondern nur in Kombination mit einer zusätzlichen Unterbindung der glutealen Gefäße.

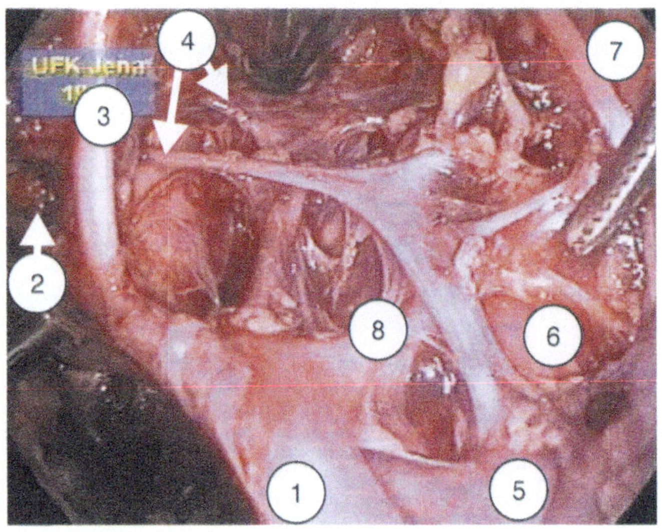

Abb. 16: Kollateralen der A. iliaca interna

1: A. iliaca interna – 2: A. uterina – 3: Lig. umbilicale laterale – 4: Haupt- und akzessorische Vv. uterinae – 5: V. iliaca interna – 6: N. ischiadicus – 7: N. obturatorius – 8: V. pudenda interna

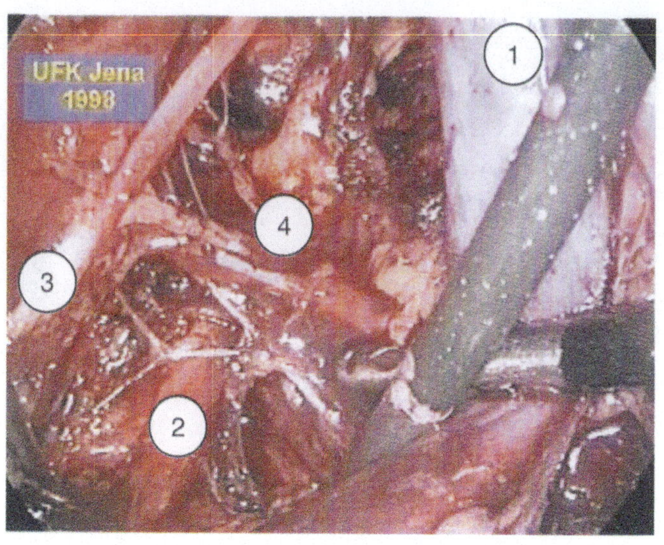

Abb. 17: Kollateralen der A. iliaca interna

1: V. iliaca externa – 2: Truncus lumbosacralis – 3: N. obturatorius – 4: A. iliolumbalis

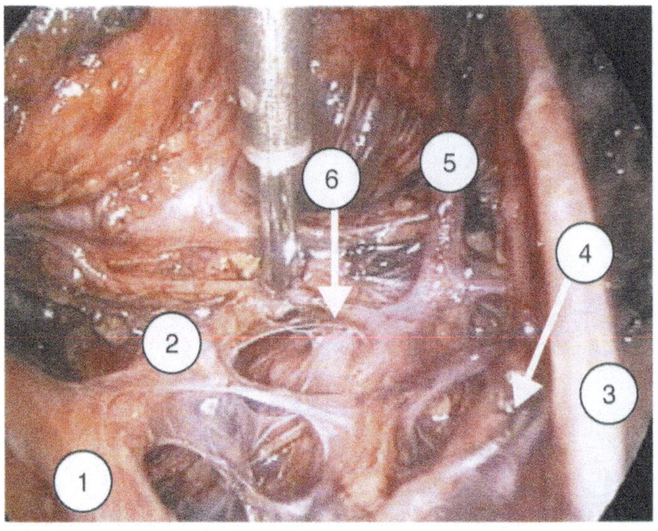

Abb. 18: Kollateralen der A. iliaca interna

1: A. iliaca interna – 2: A. pudenda interna – 3: N. obturatorius – 4: A. glutea inferior – 5: V. obturatoria. – 6: V. pudenda inferior

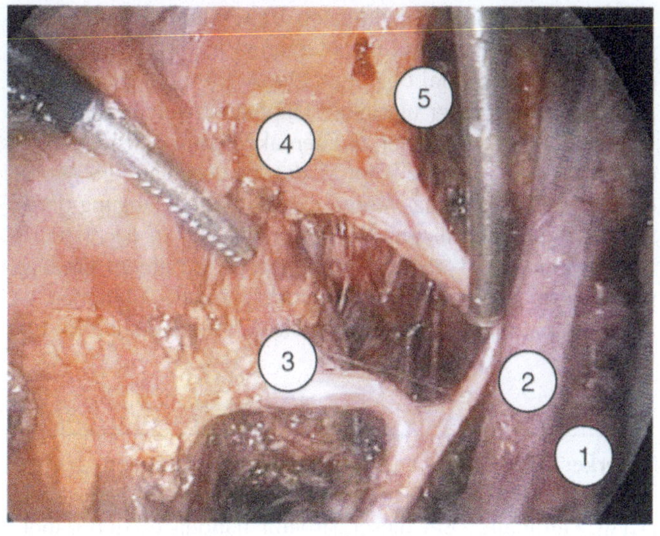

Abb. 19: Kollateralen der A. iliaca interna

1: A. iliaca externa – 2: V. iliaca externa – 3: A. uterina – 4: A. vesicalis superior – 5: Lig. umbilicale laterale

Nach dem Abgang der glutealen bzw. pudendalen Gefäße, gibt die A. iliaca interna die A. uterina ab, welche das „Lig. cardinale" von kranial begrenzt. Die A. uterina verläuft medial in Begleitung einer uterinen Hauptvene (welche dorsal des Ureters verläuft) und einer zweiten akzessorischen Vene (welche mit der A. uterina ventral des Ureters verläuft) (Abbildung 20). Die A. iliaca interna gibt nach dem Abgang der A. uterina die A. umbilicalis ab, deren distaler, an der vorderen Bauchwand zum Nabel ziehende Anteil, zu einem bindegewebigen Strang, dem Lig. umbilicale mediale, obliteriert ist. Aus dem proximalen Anteil geht die A. vesicalis superior hervor.

Merke: Alle venösen und arteriellen Kollateralen der A. und V. iliaca interna bilden die Pars vasculosa des sog. „Lig. cardinale". Bei dieser Struktur handelt es sich daher nicht um ein „Ligamentum" stricto sensu, sondern besteht aus einer Pars vasculosa und einer Pars nervosa (Nn. splanchnici pelvini) im kaudalen Anteil.

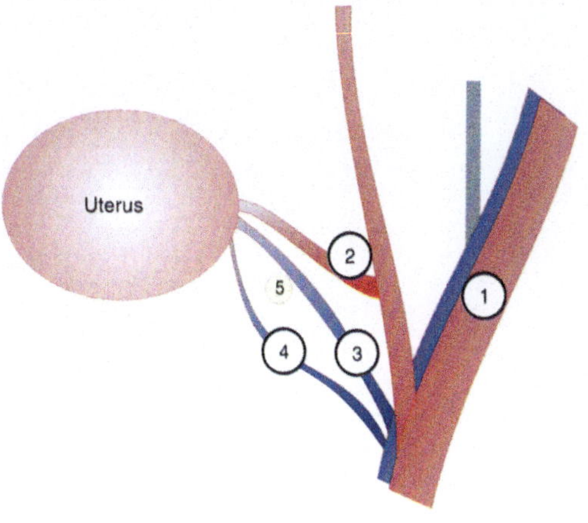

Abb. 20: Vv. uterinae

1: A. iliaca externa – 2: A. uterina – 3: Akzessorische V. uterina – 4: Hauptvene uterina – 5: Ureter

3 Die Innervation des Beckens

Klassischerweise führen die Nerven sensible und/oder motorische Informationen, wobei die sensiblen Nervenfasern sich in Aferrenten (führen Informationen der Peripherie zur Hirn) oder Efferenten unterscheiden.

Die motorischen Nerven unterteilen sich in:

- die somatischen Nerven, welche die quergestreifte Muskulatur innervieren: N. ischiadicus, N. obturatorius und N. pudendus,

- die autonomen Nerven, welche die Drüsen und die glatte Muskulatur innervieren. Diese autonomen Nerven unterteilen sich wiederum in sympathische Fasern (ventrale Wurzel der Spinalnerven Th1-L2) und parasympathische Fasern (ventrale Wurzel der Spinalnerven S2-S4/5).

3.1 Die Plexus sacralis und pudendus
(Abbildungen 21–25)

> **Merke:** Die somatischen Nerven des kleinen Beckens enstammen dem Pl. pudendus.

Der Pl. sacralis wird vom Truncus lumbosacralis und den Rami ventrales der zweiten bis vierten sacralen Spinalnerven gebildet. Diese Nervenwurzeln verlaufen entlang der Beckenwand, lateral der internen iliacalen Gefäße, passieren das

Foramen suprapiriforme, kreuzen ventral den M. piriformis und gelangen zum Foramen infrapiriforme, wo sie sich vereinigen und den N. ischiadicus bilden.

Kollateralen der Rami ventrales des zweiten und dritten Sakralnervs anastomosieren mit dem Ramus ventralis des vierten Sakralnervs und vereinigen sich dorsal des Pl. sacralis zum Pl. pudendus. Der N. pudendus verläßt das kleine Becken mit dem N. ischiadicus durch das Foramen ischiadicum, verläuft zwischen dem M. piriformis und dem M. ileo- und ischiococcygeus und tritt in die gluteale Region ein. Hier kreutzt der N. pudendus das Lig. sacrospinale nahe der Spina ischiadica und medial der internen pudendalen Gefäßen. Der N. pudendus tritt mit der A. pudenda interna durch das Alcock´schen Kanal wieder in das Becken ein, verläuft durch die Fossa ischio-rectalis und gibt folgende Äste ab (Abbildung 21):

– den N. analis (auch N. hemorrhoidalis inferior oder N. rectalis inferior genannt), welcher den Sphincter ani externus (Rhabdomyosphinkter) versorgt und für die sensible Versorgung des Analkanals zuständig ist,

– den N. perinealis, dessen visceralen Äste den Rhabdomyosphincter urethrae externus versorgen,

– den dorsalen Nerv zur Klitoris.

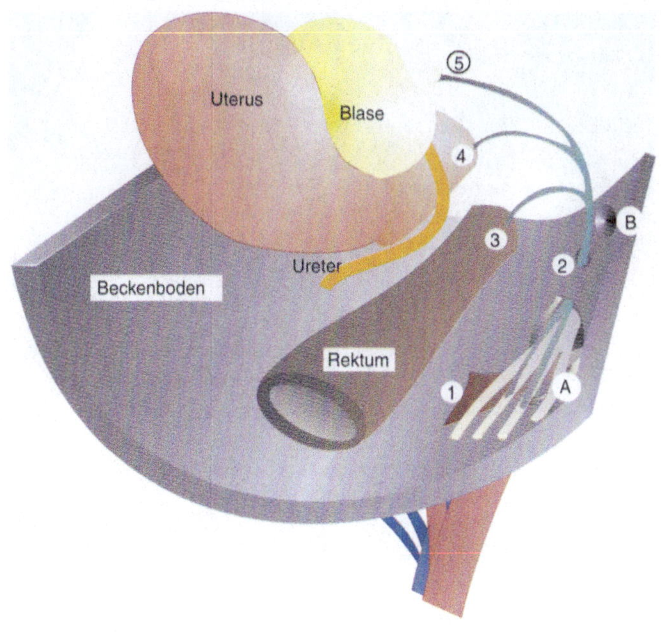

Abb. 21: Pl. sacralis und Pl. pudendus

A: Pl. sacralis – B: Spina ischiadica

1: M. piriformis – 2: Alcock´scher Kanal – 3: N. analis – 4: Nerv für die Klitoris – 5: N. perinealis

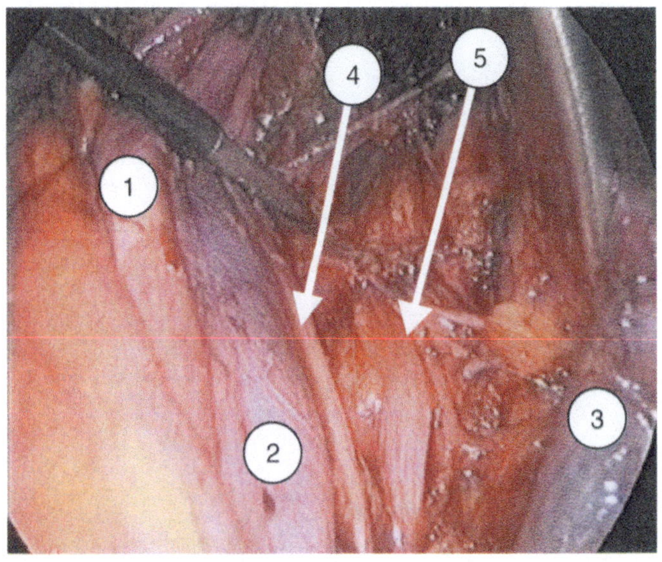

Abb. 22: Die Fossa lumbosacralis dextra

1: A. iliaca externa – 2: V. iliaca externa – 3: M. iliopsoas – 4: N. obturatorius – 5: Truncus lumbosacralis

Merke: Der Truncus lumbosacralis stellt sich als weißes Band dar, das kaudal der Linea terminalis in der Fossa lumbosacralis, laterodorsal vom N. obturatorius verläuft und die Vasa iliaca externa unterkreuzt.

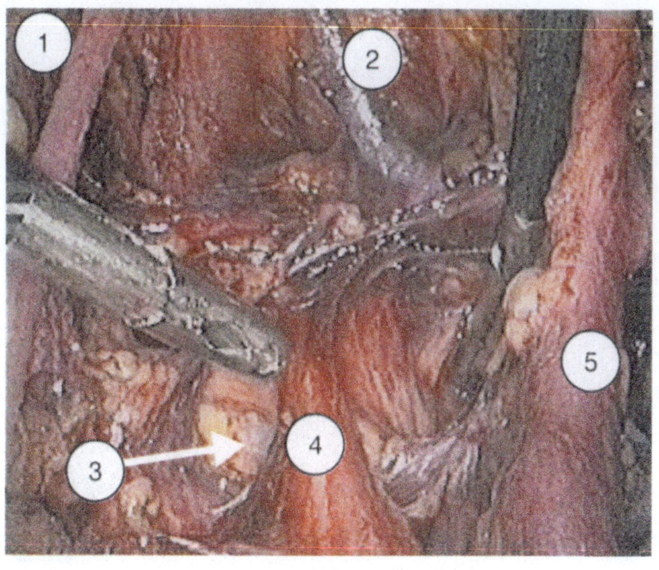

Abb. 23: Der N. ischiadicus sinister

1: N. obturatorius – 2: V. obturatoria – 3: Foramen ischiadicum magnum – 4: N. ischiadicus – 5: A. iliaca interna

Merke: Der N. ischiadicus befindet sich lateral der internen iliakalen Gefäße.

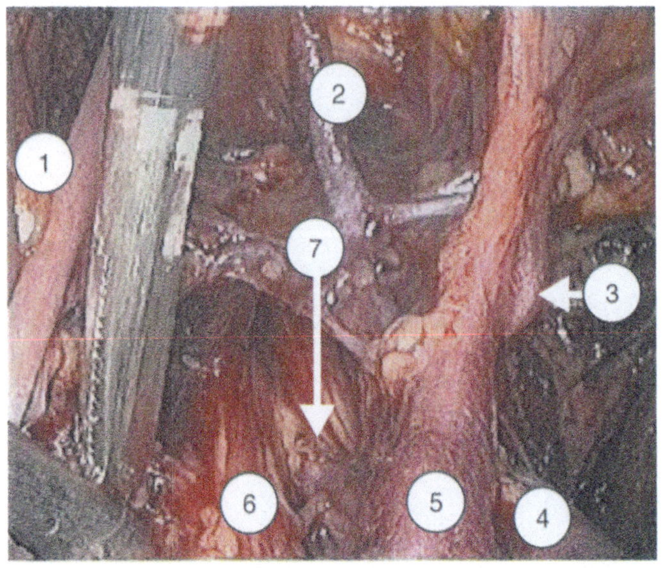

Abb. 24: V. glutealis inferior sinistra

1: N. obturatorius – 2: V. obturatoria – 3: A. uterina – 4: V. iliaca interna – 5: A. iliaca interna – 6: N. ischiadicus – 7: V. glutealis inferior

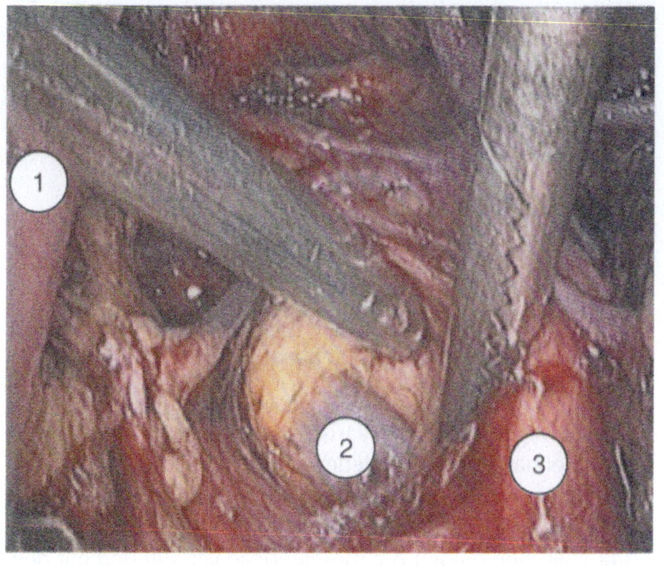

Abb. 25: Das Foramen ischiadicum sinister

1: V. iliaca externa – 2: V. glutealis inferior – 3: N. ischiadicus

Merke: Die Präparation des Foramen ischiadicum ist gefährlich, da die V. glutealis inferior mit dem N. ischiadicus gemeinsam das Becken durch dieses Foramen verläßt und verletzt werden kann.

3.2 Die autonome Innervation des kleinen Beckens

> **Merke:** Die sympathische Innervation des kleinen Beckens erfolgt durch:
>
> – die Pl. bzw. Nn. hypogastrici und
>
> – den Truncus sympathicus.

3.2.1 Der Plexus hypogastricus superior
(Abbildungen 26–29)

Aus dem vegetativen Pl. solaris gehen weitere Plexus hervor, die sich entlang der verschiedenen Kollateralen der Aorta orientieren und alle abdominalen Organe innervieren. Einer davon ist der Pl. intermesentericus, welcher ventrolateral der Aorta zwischen beiden Aa. mesentericae verläuft und mit dem Pl. mesentericus inferior anastomosiert. Dieser Plexus entsendet Äste, die zum Teil die A. mesenterica inferior begleiten, sowie Äste, die zwischen A. mesenterica inferior und Aorta verlaufen und die Wurzeln der Nn. hypogastrici inferiores bilden.

In Höhe des fünften Lendenwirbels ventral des Promontoriums trennen sich beide Nn. hypogastrici inferiores jeweils lateral des Sigmas, verlaufen nach kaudal und anastomosieren mit dem oberen Anteile des Pl. hypogastricus inferior.

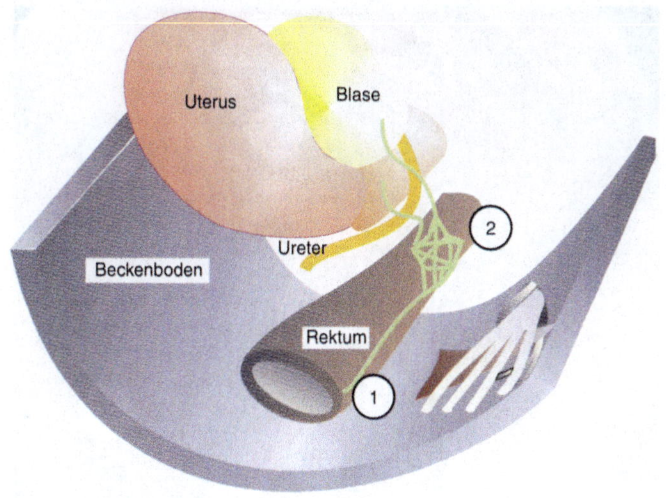

Abb. 26: N. hypogastricus inferior dexter

1: N. hypogastricus inferior – 2: Pl. hypogastricus inferior

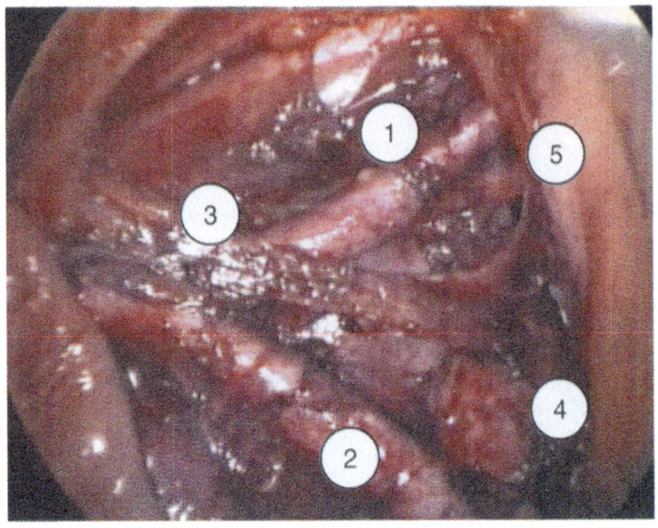

Abb. 27: Pl. hypogastricus superior

1: A. iliaca communis sinistra – 2: A. iliaca communis dextra – 3: Pl. hypogastricus superior – 4: N. hypogastricus inferior dexter – 5: N. hypogastricus inferior sinister

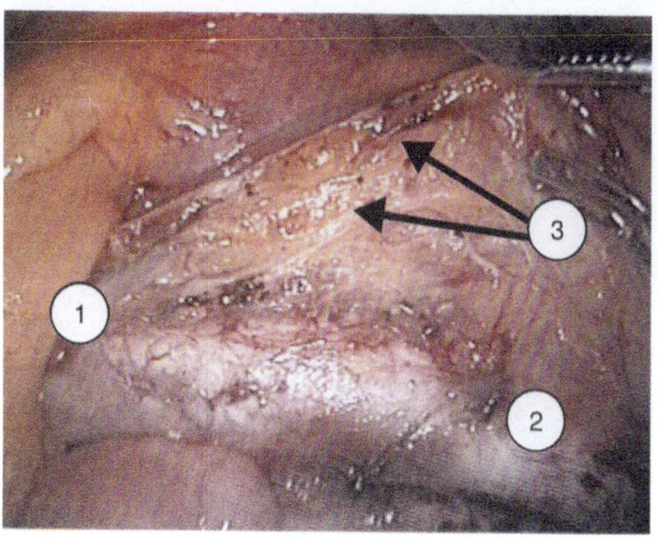

Abb. 28: Pl. hypogastricus superior

1: Aorta – 2: A. iliaca communis dextra – 3: Fasern des Pl. hypogastricus superior

Merke: Um bei der linksseitigen paraaortalen Lymphonodektomie Verletzungen des Pl. hypogastricus superior und der Nn. hypogastrici inferiores zu vermeiden, empfiehlt es sich, das Mesosigmoid dorsal der A. mesenterica inferior entlang der A. iliaca communis sinistra zu präparieren. Man gelangt so in eine anatomische Schicht dorsal des Pl. hypogastricus superior.

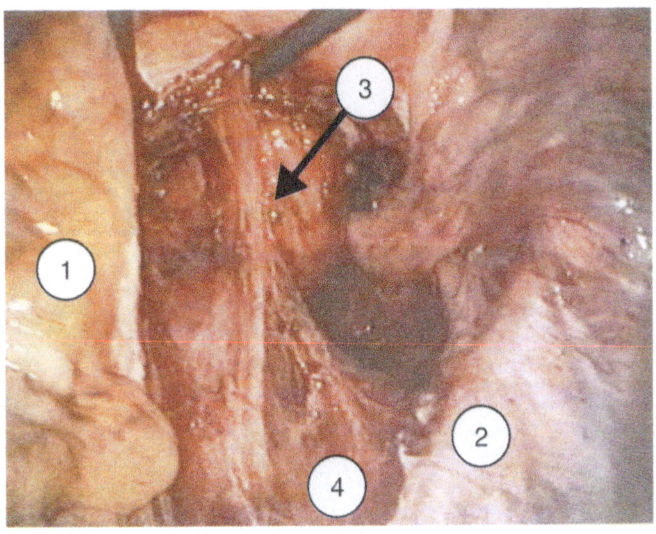

Abb. 29: N. hypogastricus inferior dexter

1: Sigmoid – 2: A. iliaca communis dextra – 3: N. hypogastricus inferior – 4: Promontorium

3.2.2 **Der Truncus sympathicus** (Abbildungen 30–34)

Der Truncus sympathicus erstreckt sich beidseits der Wirbelsäule als weitgehend einheitlicher Nervenfaser-Ganglien-Strang. Dem Brustteil des Truncus sympathicus schließen sich Lumbal- und Sakralteil an. Beide Trunci lumbales verlaufen jeweils direkt entlang des medialen Ansatzes des M. iliopsoas, ventral der Vv. lumbales, und geben durchschnittlich vier Nervenganglien ab. Eine Schädigung des Truncus sympathicus lumbalis führt typischerweise zur homolateralen peripheren Vasodilation und „Erwärmung" des homolateralen Fußes.

Der Sakralteil des Truncus sympathicus verläuft medial der vorderen Foramina sakralia. Er besteht i. d. R. aus drei Sakralganglien, welche ventral des Os sacrum Faserverbindungen zu den Ganglien der Gegenseite aufweisen, sowie mit dem Pl. hypogastricus inferior im Höhe der mittleren Vagina anastomosieren (Abbildung 32).

Merke: Chirurgisch läßt sich der linke Truncus sympathicus seitlich der Aorta darstellen, während der rechte Truncus sympathicus hinter der V. cava inferior verborgen bleibt und nur bei einer retrocavalen Lymphonodektomie verletzt werden kann.

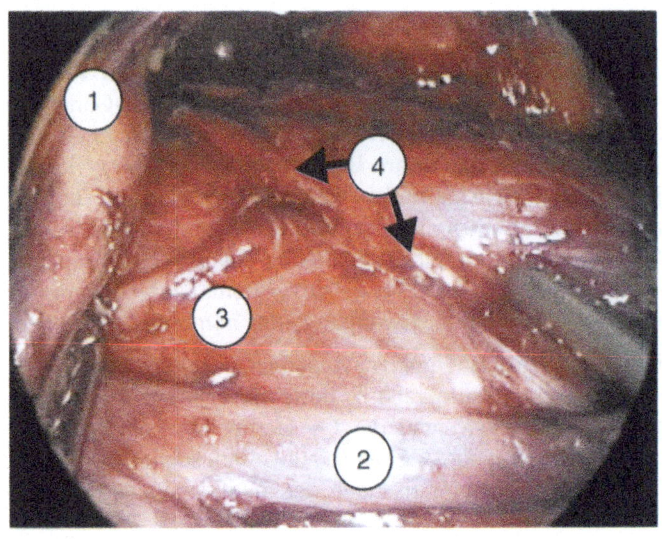

Abb. 30: Truncus sympathicus sinister (lumbalis)

1: Aorta – 2: A. iliaca communis sinistra – 3: V. lumbalis – 4: Truncus sympathicus

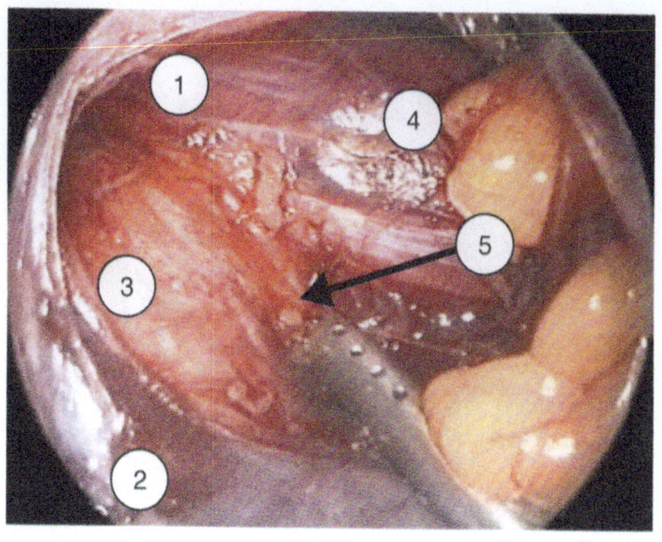

Abb. 31: Truncus sympathicus sinister (sacralis)

1: A. iliaca communis sinistra – 2: V. iliaca communis sinistra – 3: Promontorium – 4: M. iliopsoas – 5: Truncus sympathicus

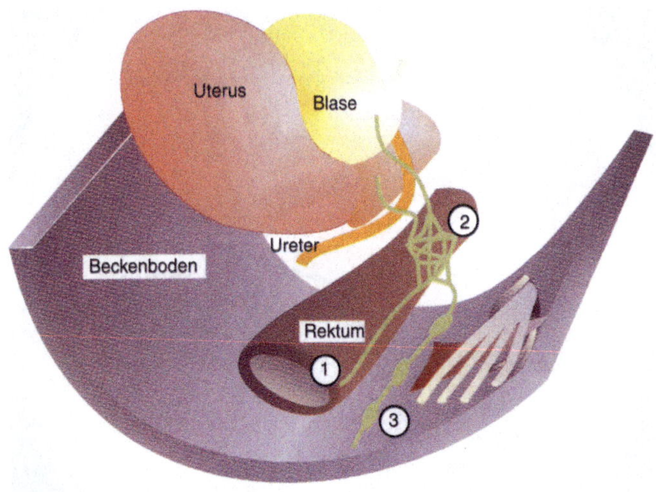

Abb. 32: Pl. hypogastricus inferior dexter

1: N. hypogastricus inferior – 2: Pl. hypogastricus inferior – 3: Truncus sympathicus

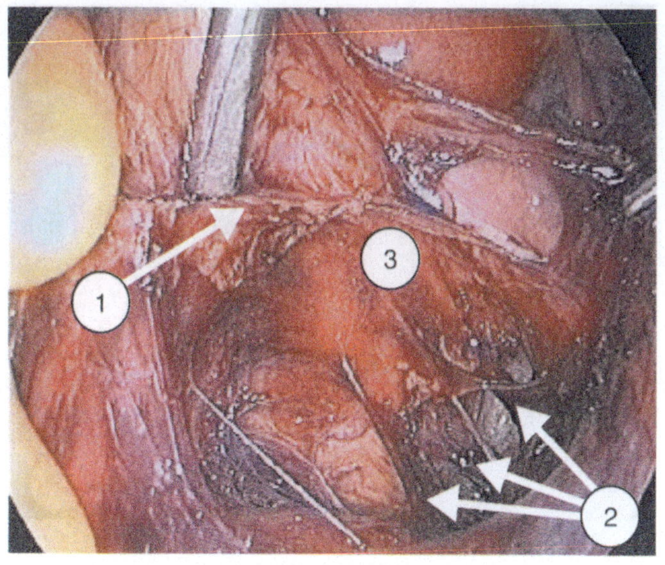

Abb. 33: Anastomosen des Truncus sympathicus (rechts)

1: N. hypogastricus inferior – 2: Anastomosen – 3: Pl. hypogastricus inferior

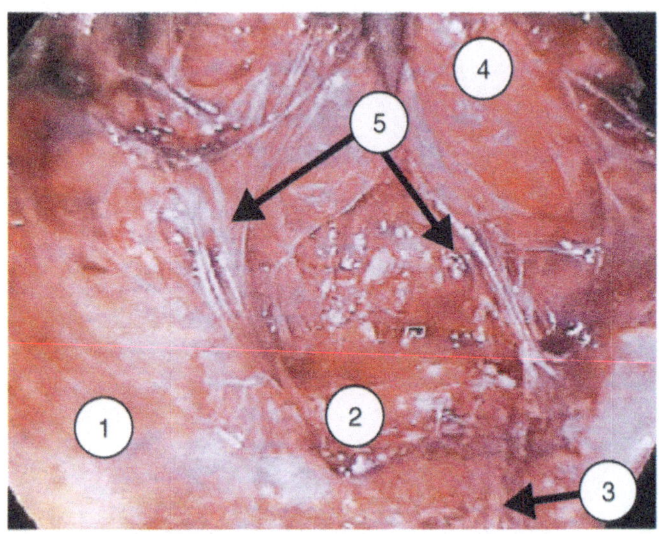

Abb. 34: Anastomosen der Trunci sympathici (Z. n. Darmresektion)

1: M. ilio-coccygeus – 2: Os coccygeus – 3: Truncus sympathicus dexter – 4: Rektum – 5: Anastomosen

3.2.3 Der Plexus hypogastricus inferior
(Abbildungen 35–36)

Der Pl. hypogastricus inferior *von Hovelacque* liegt in der Tiefe des kleinen Beckens im Spatium pelveorectale superius *von Gregoire* lateral des Rektums und des craniodorsalen Anteils der Vagina und bildet den Hauptanteil der rectovaginalen „Ligamente".

Aus dem Pl. hypogastricus inferior gehen zwei Gruppen von Endfasern hervor:

1. kraniomedial eine pelvine Gruppe, vorwiegend vom N. hypogastricus und vom Truncus sympathicus versorgt, die weitere vier Pl. abgibt:

   - den uterinen Pl.: vom vorderen Anteil des Pl. hypogastricus inferior ausgehend, verläuft der Pl. uterinus im ventralen und cranialen Anteil des „Lig." sacro-uterinum und erreicht den Uterus im Bereich des Isthmus,

   - den vaginalen Plexus,

   - den ureteralen Plexus entlang des terminalen Uereters, ca. 1 cm vor der vesicoureteralen Mündung; das periureterale Gewebe an dieser Einmündungsstelle sollte bei der radikalen Hysterektomie erhalten bleiben, nicht zuletzt auch, um einer Ureterstenose vorzubeugen,

   - den vesicalen Plexus, der mit dem ureteralen Plexus anastomosiert und am Übergang des lateralen zum dorsokaudalen Anteil der Harnblase liegt,

2. eine perineopelvine Gruppe, welche ebenfalls Harnblase und Rektum durch den Pl. rektalis und Pl. hämorrhoidalis medialis innerviert.

Der Pl. hypogastricus vereinigt sich dorsal mit dem Truncus sympathicus und kaudal mit den Nn. splanchnici pelvini.

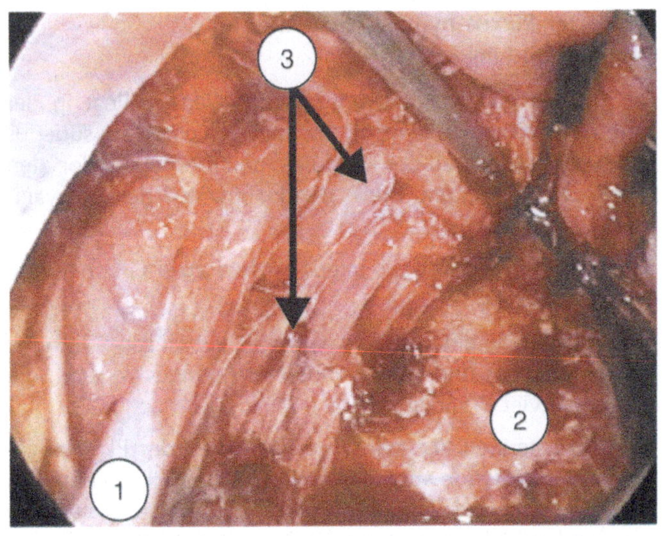

Abb. 35: Pl. hypogastricus inferior sinister (kranialer Anteil)

1: Ureter – 2: Sigmoid – 3: Zervikale Fasern des Pl. hypogastricus inferior

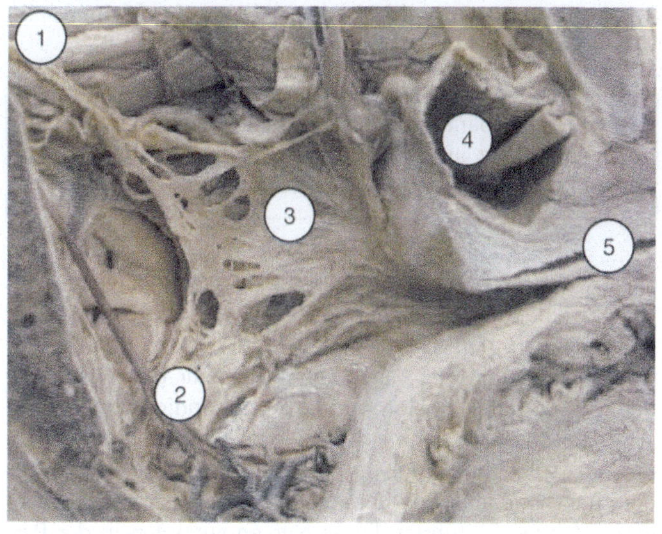

Abb. 36: Pl. hypogastricus inferior sinister (an der Leiche)

1: N. hypogastricus inferior – 2: Anastomosen des Truncus sympathicus – 3: Pl. hypogastricus inferior – 4: Harnblase – 5: Zervix

3.2.4 Die parasympathische Innervation des kleinen Beckens (Abbildungen 37–46)

> **Merke:** Die parasympathische Innervation des kleinen Beckens erfolgt ausschließlich durch die Nn. splanchnici pelvini.

Der N. vagus – oder N. pneumogastricus – wird allgemein als „Eingeweidenerv" bezeichnet. Der rechte N. vagus innerviert hauptsächlich den Darmkanal bis zur linken Kolonflexur, während der linke N. vagus vorwiegend für die Innervation der epigastrischen Region und Leber zuständig ist. Die parasympathische Innervation des kleinen Beckens übernehmen die Nn. splanchnici pelvini, die präganglionäre Fasern aus dem parasympathischen Kerngebiet der Rückenmarkssegmente S2–4 bzw. S5 führen. Diese Nerven verlaufen in der Pars nervosa des Lig. cardinale medial des M. ischococcygeus, anastomosieren mit dem kaudalen Anteil des Pl. hypogastricus inferior und verlaufen direkt zu ihren Zielorganen dem inneren Analsphinkter und der Harnblase.

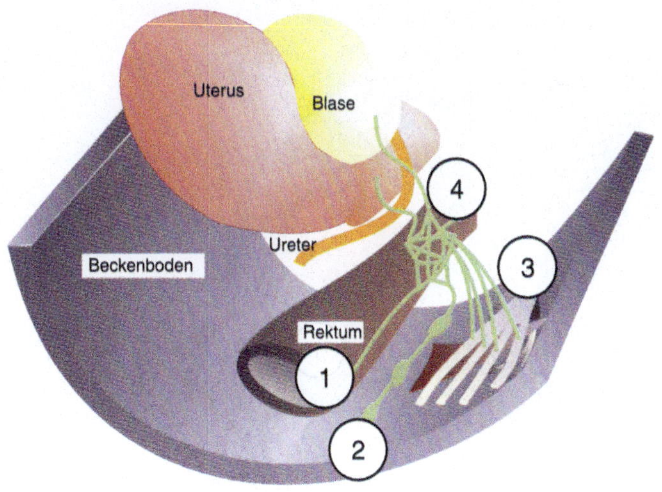

Abb. 37: Die Nn. splanchnici pelvini

1: N. hypogastricus inferior – 2: Truncus sympathicus – 3: Nn. splanchnici pelvini – 4: Pl. hypogastricus inferior

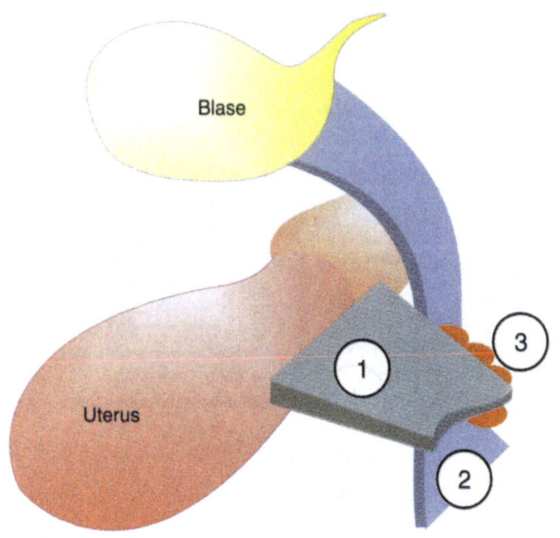

Abb. 38: Lig. cardinale

1: Pars vasculosa – 2: Pars nervosa – 3: Präneurale Lymphknoten

Merke: Die Nn. splanchnici pelvini entspringen dem Pl. sacralis, bilden die Pars nervosa des Lig. cardinale (kaudales Drittel des Lig. cardinale), verlaufen zum Teil zum Rektum, bilden den kaudalen Anteil der rectovaginalen „Ligamente" und verlaufen zur Harnblase und bilden dabei die kaudalen Anteile der Blasenpfeiler.

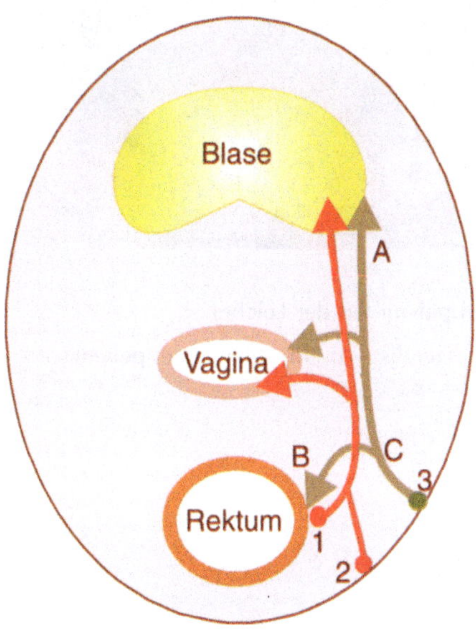

Abb. 39: Die „Ligamenta"

A: Blasenpfeiler – B: Rektumpfeiler – C: Pars nervosa – 1: N. hypogastricus inferior – 2: Anastomosen des Truncus sympathicus – 3: Nn. splanchnici pelvini

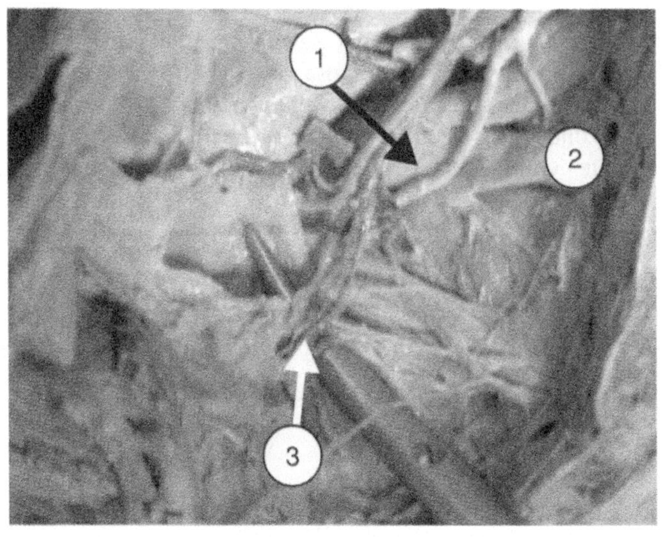

Abb. 40: Nn. splanchnici pelvini (an der Leiche)

1: N. ischiadicus – 2: Pl. sacralis – 3: Nn. splanchnici pelvini

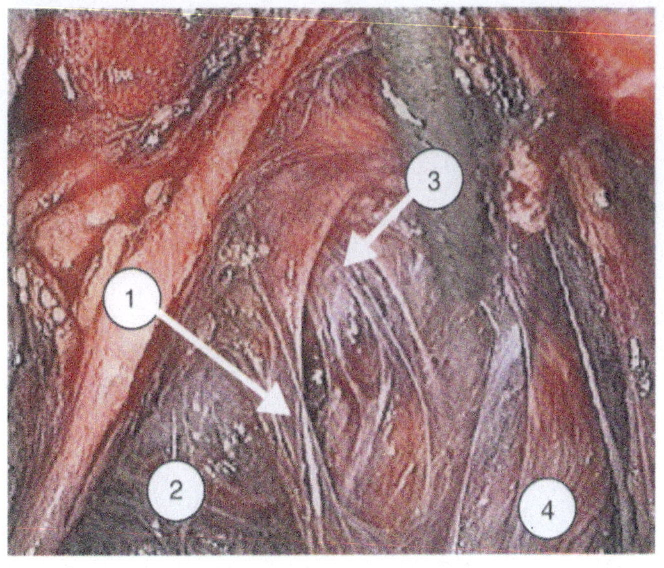

Abb. 41: Nn. splanchnici pelvini (rechts)

1: Fascia hypogastrica sacralis – 2: Fossa pararectalis – 3: Nn. splanchnici pelvini – 4: M. ilio-coccygeus

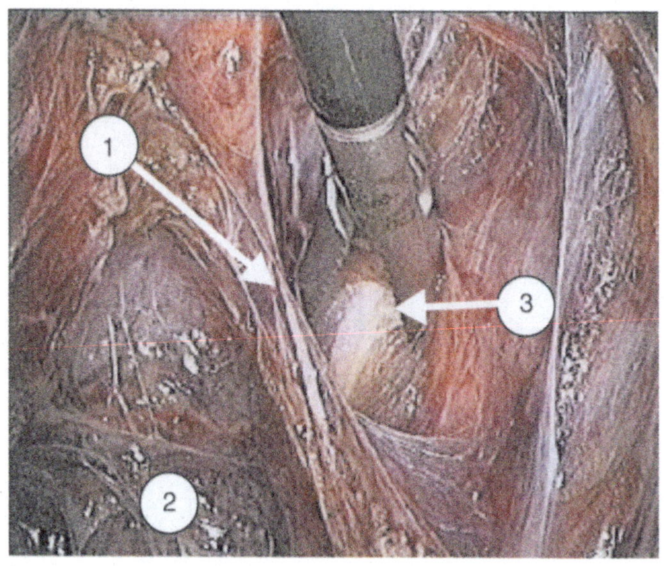

Abb. 42: Sakralwurzel 4

1: Fascia hypogastrica sacralis – 2: Fossa pararectalis – 3: Sakralwurzel 4

Merke: Die 4. Sakralwurzel verläuft lateral der Nn. splanchnici pelvini entlang des Muskel ischio-coccygeus.

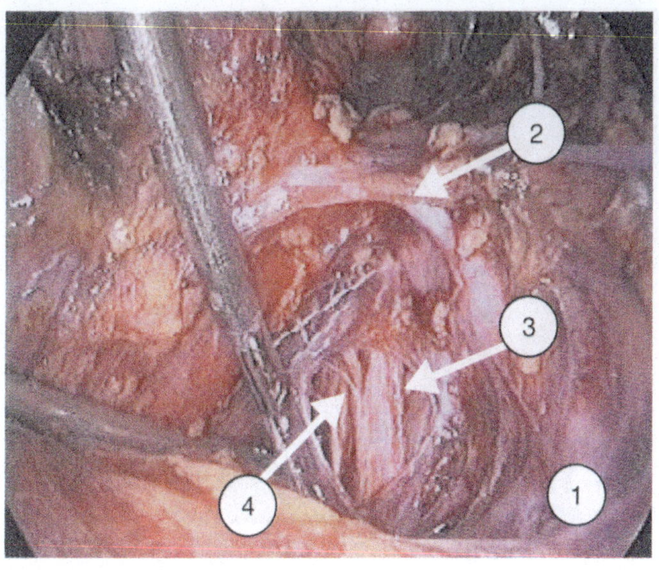

Abb. 43: Sakralwurzel 4

1: A. glutealis inferior – 2: A. rectalis media – 3: Sakralwurzel 4 –
4: N. splanchnici pelvini

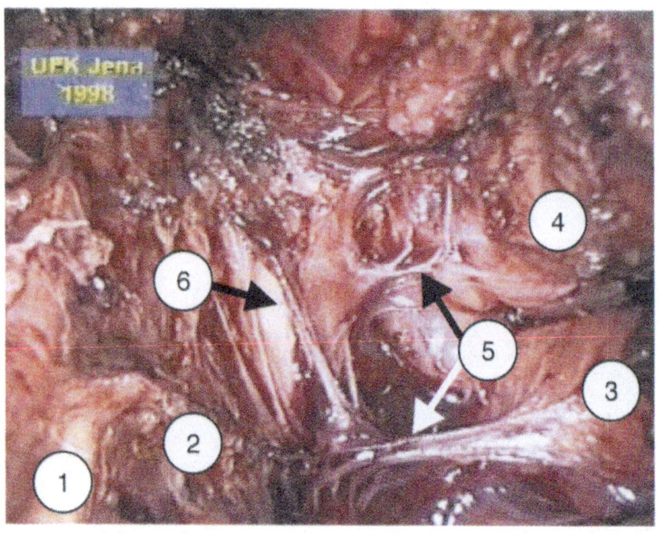

Abb. 44: Nn. splanchnici pelvini

1: A. iliaca interna – 2: Abgesetzte Pars vasculosa des „Lig. cardinale" – 3: Rektum – 4: Vagina – 5: N. splanchnici pelvini – 6: Sakralwurzel 4

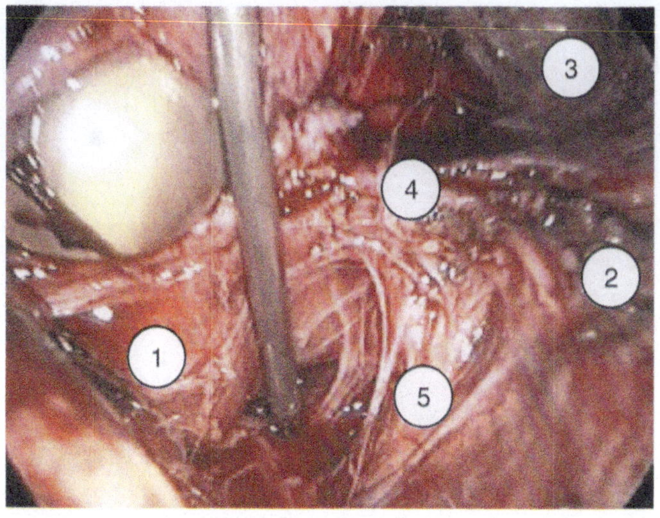

Abb. 45: Nn. splanchnici pelvini

1: Rektum – 2: Abgesetzte Pars vasculosa des „Lig. cardinale" – 3: Fossa paravesicalis – 4: A. rectalis media – 5: N. splanchnici pelvini

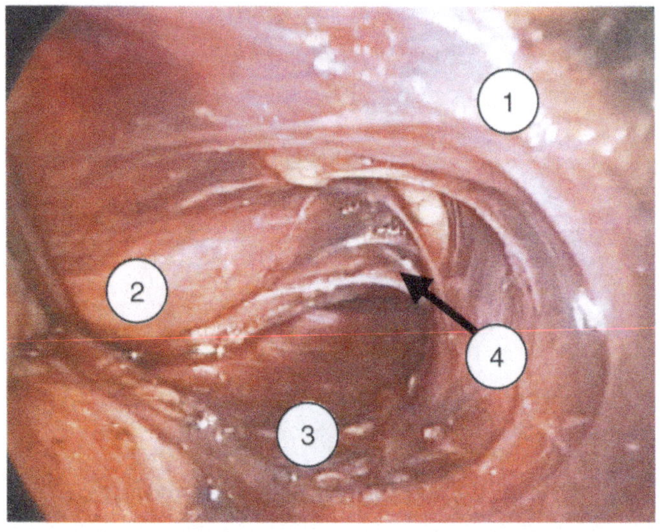

Abb. 46: Nn. splanchnici pelvini

1: „Lig. cardinale – 2: Rektum – 3: Fossa pararectalis – 4: N. splanchnici pelvini

Merke: Bei Entfaltung der Fossa pararectalis werden die dorsalsten Nn. splanchnici pelvini der Pars nervosa darge-stellt.

3.3 Die funktionelle Anatomie

Die parasympathischen Nerven des kleinen Beckens sind
zuständig für:

- die Kontraktion der Darmwand des Rektums

- die Entspannung des inneren Analsphinkter

- die Sensibilität des Rektums

- die Kontraktion der Harnblase

- die Erektion.

Merke: Die parasympathischen Nerven (Nn. splanchnici
pelvini) sind für Miktion und Defäkation zuständig.

Die sympathischen Fasern, die vom Pl. hypogastricus superior ausgehen, sind für die Ejakulation zuständig, während
die sympathischen Fasern, die vom Truncus sympaticus kom-
men für die Sensibilität von Blase und Darm verantwortlich
sind.

Die kranialen Nerven des Pl. pelvicus enthalten vorwiegend
sympathische Fasern der beiden Nn. hypogastrici inferiores,
während die rektovaginalen „Ligamente" in Höhe der mittleren Vagina vorwiegend sympathische Fasern der beiden Trunci sympathici enthalten. In Höhe des unteren Drittels der
Vagina befinden sich in den rektovaginalen „Ligamenten" die
Nn. splanchnici pelvini. Daher ist die Rate der postoperativen
Morbidität umso höher, je radikaler die Absetzung der Ligamenta rectovaginalia nach kaudal erfolgt:

1. Absetzung des oberen Anteils → Verlust der Sensibilität
   der Zervix und des oberen Anteils der Vagina

2. Absetzung des mittleren Anteils → Verlust der Sensibilität für den Füllungszustand von Blase- und Rektum

3. Absetzung des unteren Anteils → Miktion mit Bauchpresse und chronische Obstipation.

Merke: Bei der radikalen Hysterektomie wird die Blasenfunktion erhalten, wenn die Pars nervosa des Lig. cardinale und die kaudalen Anteile der rektovaginalen „Ligamente" erhalten werden.

4 Lymphatisches System des Beckens

Die Lymphkapillaren des Uterus verlaufen in den Schichten von Endometrium, Myometrium und Perimetrium und münden in 3 bis 8 Lymphbahnen, die sich in 3 Gruppen aufgliedern:

1. Die Hauptgruppe nach Leveuf et Godard („prä-ureterale Gruppe") verläuft ventral der A. uterina und überkreuzt mit dieser den Ureter (Abbildung 47). Die Lymphbahnen verlassen die A. uterina ab dem äußeren Drittel des Lig. cardinale und ziehen weiter nach lateroventral zum Lig. umbilicale laterale (Abbildung 50). In ca. 15 bis 30 % der Fälle findet man auf dieser Strecke, lateral der Ureterkreuzung, einen echten, meist großen Lymphknoten, den parazervikalen Lymphknoten von Lucas-Championnière.

   Die Lymphbahnen der Hauptgruppe münden lateral in die Nodi lymphatici externi, auch Lymphknoten von Leveuf et Godard genannt.

2. Die hypogastrische Gruppe („retro-ureterale Gruppe") verläuft dorsal des Ureters entlang der V. uterina (Abbildung 48). Sobald diese Lymphbahnen die laterale Beckenwand erreichen, münden sie in die Nodi lymphatici interni. In seltenen Fällen können diese Lymphbahnen ohne primären Anschluß direkt entlang der A. iliaca communis bis zum Promontorium in die Nodi lymphatici interni aufsteigen.

3. Die hintere Gruppe („sakrale Gruppe"), i. d. R. aus drei Lymphbahnen bestehend, zieht zunächst im Lig. rectova-

ginale nach dorsal, verläuft dann seitlich des Rektums und endet entweder in den Nodi lymphatici sacrales laterales oder in den Lymphknoten des Promontoriums (Nodi lymphatici sacrales mediani) unterhalb der Bifurkatio aortae (Abbildung 49).

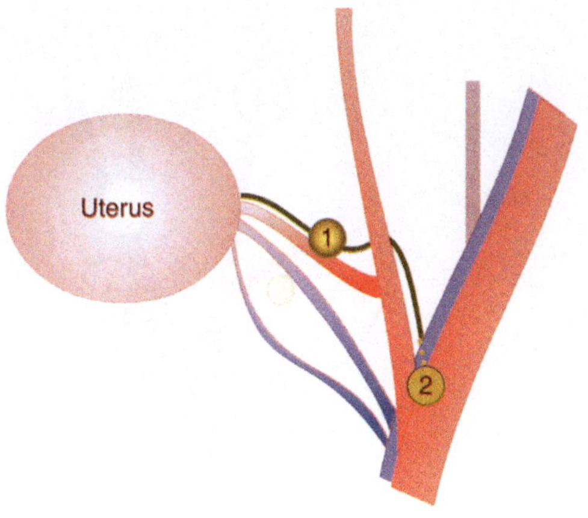

Abb. 47: Die prä-ureterale Gruppe

1: Lymphknoten von Lucas-Championnaire – 2: Lymphknoten von Leveuf et Godard

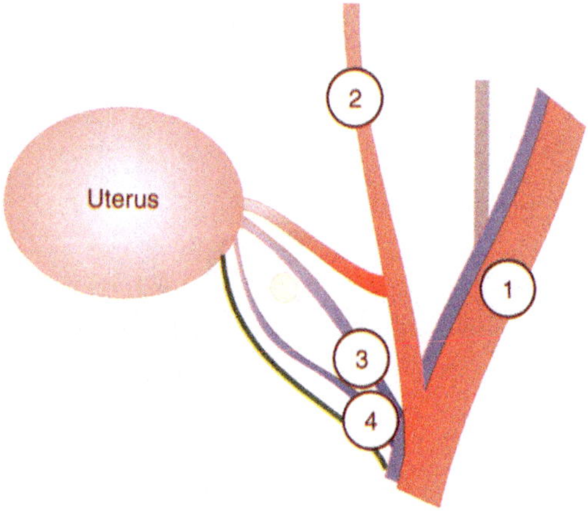

Abb. 48: Die retro-ureterale Gruppe

1: A. iliaca externa – 2: Lig. umbilicale laterale – 3: Akzessorische V. uterina – 4: uterine Hauptvene

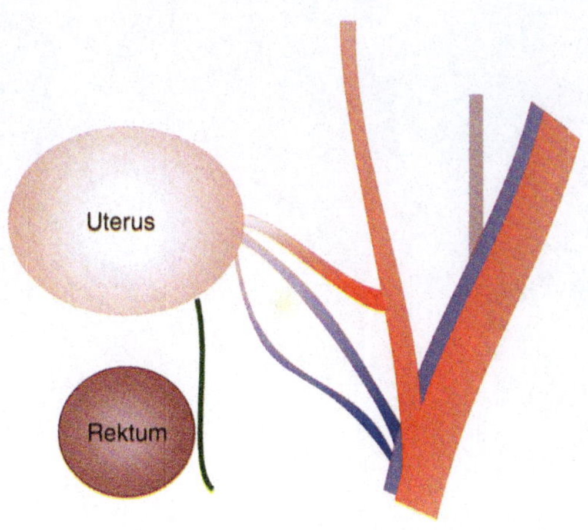

Abb. 49: Die sakrale Gruppe

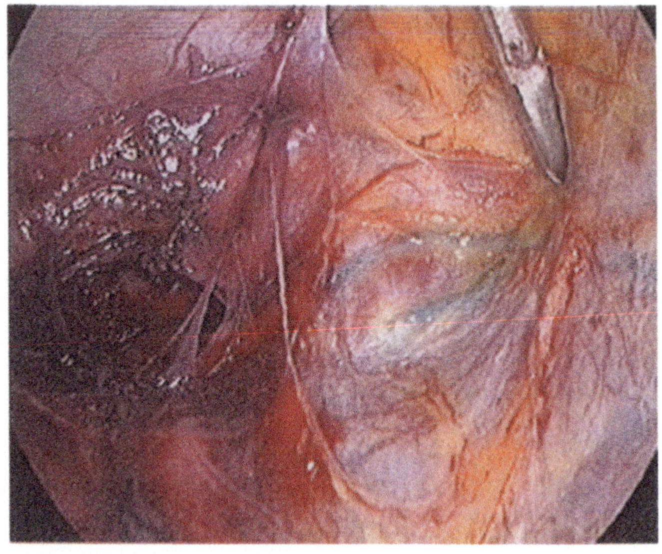

Abb. 50: Lymphbahnen des Lig. umbilicale laterale
(Markierung mit Patent-Blau)

> **Merke:** Lymphbahnen können entlang des Lig. umbilicale laterale verlaufen und erst dann die iliacale Region erreichen → das Lig. umbilicale laterale sollte bei der operativen Behandlung des Zervixkarzinoms reseziert werden.

4.1 Nodi lymphatici iliaci externi

Die Lymphknoten liegen entlang der A. und V. iliaca externa und gliedern sich in eine äußere, mittlere und innere Lymphknotenkette.

Einzugsgebiet: Nodi lymphatici inguinales, ein Großteil der Lymphsysteme des Uterus, der Harnblase, des Ureters, A. epigastrica, A. circumflexa ilium profunda.

4.1.1 Äußere Lymphknotenkette (Abbildung 51)

Die 1–4 kleineren Lymphknoten der äußeren Kette liegen zwischen dem M. iliopsoas und der A. iliaca externa, der distale Lymphknoten unmittelbar hinter dem Arcus iliopectineus. Seine Lagebeziehung zu den epigastrischen Gefäßen kann sehr variieren; häufig ist er zwischen A. und V. iliaca externa zu finden. Er ist als einziger Lymphknoten dieser Kette stets präsent, sein Einzugsgebiet ist der Oberschenkel.

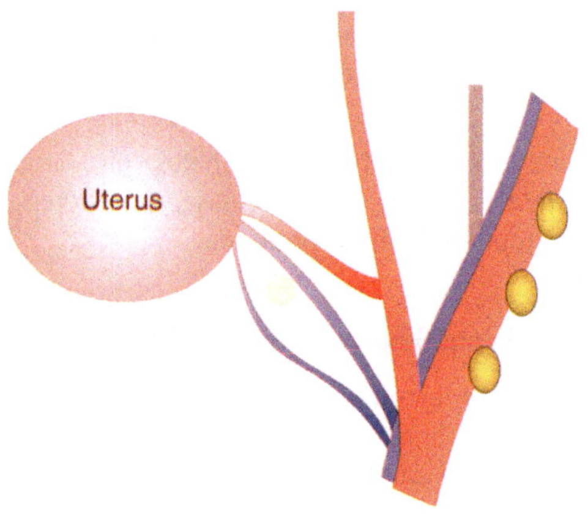

Abb. 51: Nodi lymphatici iliaci externi
äußere Kette

4.1.2 Mittlere Lymphknotenkette

Die mittlere Lymphknotenkette ist zwischen A. und V. iliaca externa zu finden. Ein distaler Lymphknoten, der mittlere retroarcale Lymphknoten, kommt unregelmäßig vor. Proximal findet man relativ häufig den „Lymphknoten der Bifurkation" an der Teilungstelle der A. iliaca communis, direkt vor der V. iliaca interna. Anstelle eines einzelnen großen Lymphknotens, können an diese Stelle auch mehrere kleine Lymphknoten vorkommen. Ist die mittlere Lymphknotengruppe ausgeprägt, dann sind die Lymphknoten der inneren Kette hypoplastisch und umgekehrt.

4.1.3 Innere Lymphknotenkette (Abbildung 52)

Von den Nodi lymphatici iliaci externi ist die innere Lymphknotenkette i. d. R. am stärksten ausgeprägt. Sie liegt an der Beckenwand, zwischen dem N. obturatorius und der V. iliaca externa. Ihr folgen durch den Lymphknoten von Cloquet die Nodi lymphatici inguinales profundi. Die innere Lymphknotenkette verläuft kaudal der V. iliaca externa, kreuzt diese von medial und bildet dann die äußere Lymphknotengruppe der A. iliaca communis.

Die Lymphknoten der inneren Kette lagern sich den Vasa obturatoria an. Die A. obturatoria, ein Ast der A. iliaca interna, erreicht den N. obturatorius kaudal der V. iliaca externa. Die V. obturatoria mündet direkt in die V. iliaca interna. Häufig findet man eine akzessorische V. obturatoria inferior mit Einmündung in die V. iliaca externa mit großer Variabilität bezüglich der anatomischen Lage. Die Lymphknoten der inneren Kette befinden sich in der Regel zwischen der Beckenwand und der akzessorischen V. obturatoria inferior. Bei der Lymphonodektomie dieses Gebietes ist es daher erforderlich, die Lymphknoten von dieser Vene abzupräparieren.

Im mittleren Teil dieser Kette, direkt oberhalb des N. obturatorius, liegt der Hauptlymphknoten der cervikalen Lymphdrainage, der Lymphknoten von Leveuf und Godard. Zumeist findet man diesen Lymphknoten in der Tiefe der Fossa obturatoria direkt auf dem N. obturatorius, gelegentlich direkt auf der V. iliaca externa im oberen Bereich der Fossa obturatoria.

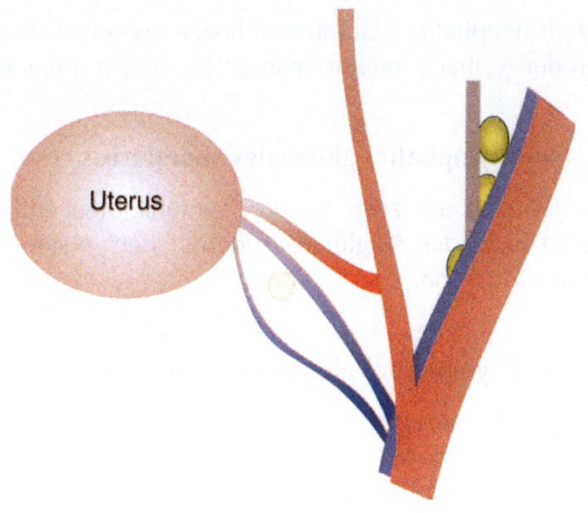

Abb. 52: Nodi lymphatici iliaci externi

Innere Kette

4.2 Nodi lymphatici iliaci interni

Die Nodi lymphatici iliaci interni liegen zwischen den Kollateralen der A. iliaca interna, man unterscheidet drei Gruppen.

4.2.1 Nodi lymphatici glutaeales superiores

Es handelt sich um zwei bis drei Lymphknoten entlang der medialen Seite der A. glutaea superior, dem ersten Ast der Arteri iliaca interna.

4.2.2 Nodi lymphatici glutaeales inferiores

Diese Lymphknotengruppe im Bereich der letzten Kollaterale der A. iliaca interna, der A. glutaea inferior, befindet sich oberhalb der Spina ischiadica zwischen A. uterina, A. vaginalis und A. rectalis media.

4.2.3 Nodi lymphatici sacrales laterales

Diese Lymphknoten befinden sich in Höhe der Foramina sacralia 2–3, lateral der Aa. sacrales laterales.

4.3 Nodi lymphatici iliaci communes

Die Nodi lymphatici iliaci communes folgen dem Verlauf der Vasa iliaca communes, deren Lagebeziehung zueinander je nach Körperseite differiert.

Auf der rechten Seite, wo die Gefäße kürzer sind, verläuft die A. iliaca communis medial und ventral der V. iliaca communis. Die rechte A. iliaca communis bildet in Höhe der Bifurkation zusammen mit der V. iliaca communis den vorderen

Teil der Fossa sacrolumbalis, auch Fossa von Cunéo und Marcille genannt. Auf der linken Seite haben die Gefäße einen nahezu horizontalen Verlauf.

Man unterscheidet drei Lymphknotenketten, die den Lymphabfluß der internen und externen Iliakalgefäße drainieren.

4.3.1 Äußere Lymphknotenkette

Die Lymphknoten dieser äußeren Kette verlaufen lateral der A. iliaca communis und damit auf der rechten Seite ventral der Vene cava inferior, auf der linken Seite zwischen der Arterie und dem M. psoas major. Diese Kette drainiert die Lymphknoten der äußeren und mittleren Kette der Nodi lymphatici externi.

4.3.2 Mittlere Lymphknotenkette

Es handelt sich um drei oder vier Lymphknoten in der Fossa lumbosacralis. Diese Kette liegt unter den Gefäßen in enger Nachbarschaft zur fünften V. lumbalis, zum N. obturatorius und zum Plexus lumbosacralis. Diese Lymphknotenkette drainiert die Lymphknoten der inneren Kette der Nodi lymphatici externi.

4.3.3 Innere Lymphknotenkette

Ventral des Promontoriums findet man die innere Lymphknotenkette. Eine Unterscheidung zwischen einer linken und rechten Kette ist allerdings schwierig. Die innere Lymphknotenkette drainiert die Lymphknoten der Nodi lymphatici interni.

4.4 Lymphatisches System des Retroperitonealraumes

Man unterscheidet zwei verschiedene Lymphknotengruppen, die ventro-lateralen Lymphknoten und die paraaortalen Lymphknoten.

4.4.1 Die ventro-lateralen Lymphknoten

Es handelt sich um eine Anzahl weniger Lymphknoten entlang der A. epigastrica – die sog. epigastrische Kette –, entlang der A. iliaca circumflexa und der A. para-umbilicalis. Bei onkologischen Erkrankungen der Genitalorgane sind diese Lymphknoten kaum von Bedeutung.

4.4.2 Die paraaortalen Lymphknoten

Die Lymphknoten entlang der Aorta und der V. cava inferior lassen sich in vier Gruppen untergliedern:

- die Nodi ll. praeaortici mit zwei Prädilektionsstellen: zum einen um die renalen Gefäße, zum anderen um die A. mesenterica inferior,

- die linken Nodi ll. aortici laterales sowie

- die rechten Nodi ll. aortici laterales, die sich in präcavale, retrocavale, laterocavale und interaorticocavale Lymphknoten unterteilen,

- die Nodi ll. retroartici.

Die für den Lymphabfluß der Zervix zuständigen Lymphbahnen verlaufen, nachdem sie die iliakalen Gefäße überkreuzt haben, meist lateral der V. cava inferior bzw. der Aorta und münden dorsal der großen Gefäße in die Cisterna von Pecket (Abbildung 53), den Anfang des rechts paraaortal aufsteigenden Ductus thoracicus.

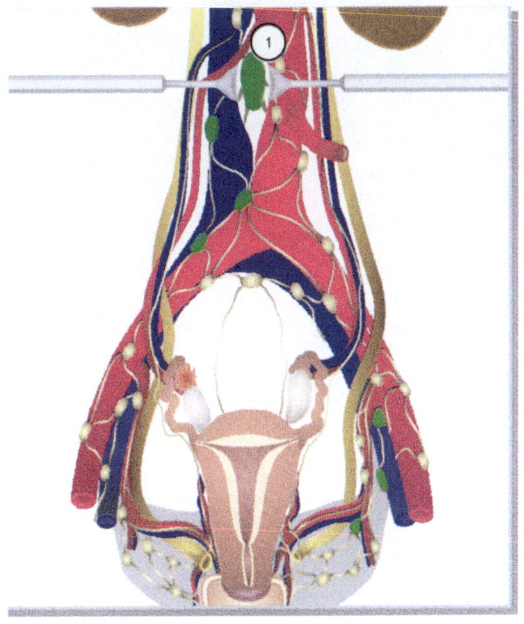

Abb. 53: Paraaortale Lymphknoten

1. Cisterna von Pecket

Printed and bound by CPI Group (UK) Ltd, Croydon, CR0 4YY

06/07/2026

02160017-0001